QUATRIEME LETTRE
A M. CADET,
APOTHICAIRE DE PARIS,

Membre de l'Académie Royale des Sciences, Commiſſaire général des objets de ſalubrité, &c.

Par M. JANIN,

Auteur de l'Antiméphitique.

La matiere des latrines ne produit point de ſoie de ſoufre : c'eſt mal à propos qu'on a accuſé le vinaigre de le décompoſer. Tous les nez ſont compétents pour décider ſi le vinaigre remédie à l'odeur méphitique.

Les faits doivent toujours prévaloir ſur la ſimple opinion.

M. Louis.

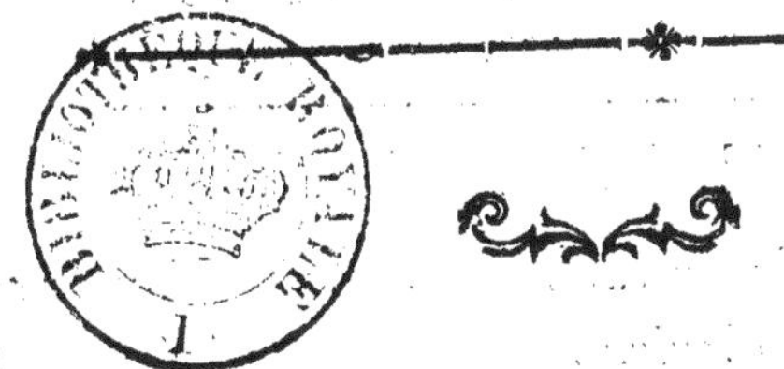

A VIENNE,

Et ſe vend, chez les principaux Libraires de l'Europe.

M. DCC. LXXXIV.

APPROBATION

DU CENSEUR ROYAL.

M. le Lieutenant général de Police à Lyon, m'a chargé d'examiner un Manuſcrit intitulé: Quatrieme Lettre à M. Cadet, &c. Par M. Janin, &c. *Je l'ai lu, & je penſe qu'il eût été à ſouhaiter que la diſcuſſion, qui fait le ſujet de cette Lettre & des précédentes, n'eût pas été portée auſſi loin; mais comme il me paroît que dans cet ouvrage l'Auteur eſt demeuré dans les bornes de l'honnêteté & de toutes les réſerves que preſcrivent les Réglements de la Librairie, je n'y vois rien qui puiſſe motiver une défenſe de l'imprimer.*

A Lyon, ce 9 Décembre 1783.

BRISSON.

PERMISSION.

Vu l'approbation du cenſeur royal, permis d'imprimer par nous Maire & Echevins, Lieutenants généraux de Police, à la charge de ſe conformer aux Réglements concernant la Librairie.

Vienne, le 31 Décembre 1783.

GINET, Maire; RONIN, RIGOLLIER.

QUATRIEME LETTRE
A M. CADET,

Apothicaire de Paris, Membre de l'Académie Royale des Sciences, Commissaire général des objets de salubrité, &c.

APRÈS vous avoir prouvé, Monsieur, par vos propres écrits, que l'alkali volatil sert de base à l'air inflammable des fosses d'aisance, & que le vinaigre neutralise ce gaz, il me reste à répondre à votre troisieme chef d'accusation. Vous soutenez que cet acide décompose le foie de soufre des latrines; mais comment cette décomposition peut-elle avoir lieu, puisqu'il n'existe pas de cette drogue dans les fosses? Il s'agit de vous le prouver.

Afin de nous entendre, ne perdez pas de vue qu'un même procédé ne peut avoir qu'un seul résultat. Cet axiome est applicable à toutes les connoissances humaines. Vous comprenez par ce début que je vais mettre en parallele votre exposé avec mes expériences : de là nous passerons aux preuves de la non-existence du foie de soufre dans les fosses.

" *A peine*, dites-vous, *la pierre a été levée, qu'il s'est échappé de la fosse une odeur des plus infectes*;

cette infection inattendue ayant déterminé à verser dans la fosse deux nouvelles pintes de vinaigre, dans l'espérance, sinon de la détruire, du moins de la modérer. Une infection plus forte s'est faite sentir après que le vinaigre s'est dissipé, & cette derniere infection étoit celle du foie de soufre, *que cette addition de vinaigre* sembloit *avoir de plus en plus développée.* „ A la deuxieme fosse. “ *On a cherché à la déméphétiser, en l'arrosant avec deux pintes de vinaigre; mais l'affusion,* dites-vous, *de ce fluide a dégagé aussi-tôt une si grande quantité de vapeurs* du foie de soufre, *que les assistans n'ont pu y résister. Le méphitisme a pénétré jusques dans la Halle, les Fripiers se sont ameutés, & le Peuple en a fortement murmuré.* „

p. 302. du Jour. Encycl. 1. Juin, 1782.

Je vous oppose les dix-neuf expériences décrites dans mon Antiméphitique, & celle de la vuidange de la fosse des Gardes-Françoises à Versailles, où les Vuidangeurs-ventilateurs soutenoient qu'on vuidoit une citerne à ceux qui disoient que près de la fosse on ne sentoit que le vinaigre, quoiqu'on eût versé devant la porte une pleine tinette de la vuidange, & quoique les Ouvriers agitassent sans cesse la matiere avec la plus grande violence pour en faire élever la vapeur; & comme on avoit déja fait courir le bruit que le vinaigre décomposoit le prétendu foie de soufre des latrines, j'ai voulu prouver le contraire d'une maniere bien manifeste, car j'ai employé dans cette fosse près de cent pintes de vinaigre; & malgré la quantité extrême de cet acide, les Vuidangeurs-ventilateurs voyant leur cause désespérée, étoient forcés ou de se taire, ou de soutenir qu'on vuidoit une citerne.

Après une expérience auſſi déciſive, ſi le prétendu foie de ſoufre avoit été décompoſé par cet acide, mes quatriemes Commiſſaires auroient-ils oſé en faire uſage, pendant mon abſence, à la vuidange de la foſſe des Gardes-Suiſſes à Verſailles, & pour finir celle de la foſſe des Gardes-Françoiſes, & cela malgré la préſence de la cour ? Enfin, je pourrois joindre ici l'expérience que j'ai faite en préſence du Miniſtre & à ſa ſatisfaction ; puiſque toutes les matieres furent aſſemblées & mêlées avec de la litiere à côté de ſon jardin, ſans qu'elles répandiſſent aucune infection, quoique le temps fût à la pluie & le vent au ſud : c'étoit le 7 Mars, tandis que le 1 Mars, jour de vos expériences, *le temps*, aſſurez-vous, *étoit froid & ſec*, *& le jour beau & ſerein.* Cependant, dans un jour ſi favorable, le vinaigre a produit, ſelon vous, *une infection redoutable*, *par la décompoſition du foie de ſoufre.* Quel contraſte entre vos deux expériences & les vingt-trois que je vous oppoſe ! Puiſque vous conteſtez ce que j'ai écrit, il faut avoir recours au *détail* qu'ont fait imprimer mes Commiſſaires de l'Académie & de la Société de Médecine, vous ne pourrez pas révoquer ſi aiſément ce qu'ils ont dit, d'ailleurs ce parallele fera mieux connoître la vérité. Ouvrons ce *détail* & liſons : *A la foſſe du quai Pelletier*, *l'odeur de latrine avoit été foiblement enlevée*, p. 10. ,, Le vinaigre n'avoit donc pas augmenté l'infection ? Voilà déja une grande différence ; car augmenter ou diminuer ſont bien oppoſés.

Ces Meſſieurs, ont déclaré la foſſe de l'hôtel de la Grenade *mauvaiſe & contenant des cadavres* ; par ſurcroit elle eſt adoſſée au cimetiere St. Severin. *Quatre pintes de vinaigre mêlées dans parties égales d'eau*, *ont été jetées dans cette fosse. M. Janin, a placé dans la cave quatre réchauds remplis de charbon allumé, sur lesquels il y avoit du vinaigre en évaporation au bain-marie; pour laisser le temps au vinaigre de faire son effet, on s'est séparé* ,, p. 12.

Vous voyez, Monsieur, que cet acide n'a ni décomposé le foie de soufre, ni augmenté l'infection, le silence de mes Commissaires le prouve sans replique, en doutez-vous? lisez.

" *Vers les trois heures après-midi la cave a été ouverte,* p. 13. On ne sentoit dans toute la cave que le vinaigre ,, p. 14; que le vinaigre!

Tandis que vous avez publié que cet acide a dégagé une *si grande quantité de vapeurs du foie de soufre que les assistants n'ont pu y résister.*

Jamais, non jamais discordance ne fut plus frappante; mes Commissaires ont imprimé qu'on ne sentoit dans toute la cave que le vinaigre. Et vous, Monsieur, vous annoncez que *les Frippiers & le peuple de la halle se sont ameutés*. Revenons au *détail*.

" *A quatre heures après midi, on fit une nouvelle projection d'un mélange de vinaigre & d'eau* ,, p. 15.

Mes Commissaires gardent encore le silence. L'auroient-ils gardé si le vinaigre eût décomposé le foie de soufre? L'auroient-ils gardé s'ils n'avoient pu y résister, & si le peuple se fût ameuté? Voilà un même procédé qui entre vos mains fait une émeute, & entre les miennes mes Commissaires ont publié *qu'on ne sentoit dans toute la cave que le vinaigre.* Toute la cave veut dire jusqu'à l'ouverture de la fosse. Faites attention que ces Messieurs, ont eu plusieurs fois le nez sur la matiere, & cela lorsqu'ils y ont descendu des oiseaux, un cochon d'inde, des bougies allumées : enfin , " *à chaque tinette qu'on rempliſſoit, M. Fougeroux avoit l'attention d'en conſtater exactement* l'odeur , *& M. Hallé a fait les mêmes épreuves ſur la plus grande partie* ,, p. 16.

Ils ont conſtaté exactement l'odeur ! il falloit donc que cette odeur fût bien foible, puiſqu'e ces Meſſieurs ont gardé le ſilence ſur ſon intenſité. Il eſt évident que le foie de ſouffre n'a pas été décompoſé ; néanmoins vous ſoutenez que le vinaigre produit cet effet dans les foſſes. *M. Fougeroux* , a flairé vingt-ſept tinettes , pour conſtater exactement l'odeur , tandis que vos expériences, dites-vous , ont cauſé une telle infection qu'elles ont fait ameuter les Frippiers & le peuple de la halle. Mes Commiſſaires ont réſiſté pendant plus de quatre heures à reſpirer les gadoues, afin de *conſtater exactement l'odeur* des matieres cadavéreuſes , que le vinaigre avoit par conſéquent rendu ſupportables , au lieu que vous & vos aſſiſtants n'avez pu réſiſter un inſtant à la vapeur d'une foſſe dont les matieres étoient homogenes. Quel contraſte ! il eſt auſſi frappant que celui que préſentent la lumiere & les ténebres. Si une telle diſcordance n'étoit imprimée , qui pourroit la croire ? Revenons au détail.

" *Dans la cave* , diſent mes Commiſſaires , *il y avoit une odeur mixte dans laquelle* dominoit celle du vinaigre en évaporation , p. 16. *L'odeur générale de la cave quoique celle du vinaigre* y dominât ,, p. 17.

Eh bien , Monſieur ! l'odeur ſuave du vinaigre *domine* l'odeur affreuſe des matieres cadavéreuſes en putréfaction , & cela pendant la vuidange ; tandis qu'une foſſe dont les matieres étoient homogenes a produit ſelon vous l'émeute des gens de la halle. Expliquez nous donc comment un même procédé a produit deux résultats si diamétralement opposés ? En attendant que vous ayiez donné la solution de ce problême ; continuez, Monsieur, à nous faire part de vos objections.

Il est démontré, dites-vous, *que les fosses d'aisance contiennent plus ou moins* de foie de soufre, *ibid.* p. 296.

Je viens de vous prouver le contraire, en mettant votre écrit en parallele avec celui de mes Commissaires. Actuellement comment nous prouverez-vous que les latrines contiennent du foie de soufre ?

Observ. sur les osses. *M. Cadet*, a trouvé en 1778, *du soufre dont une partie couvroit la surface intérieure de la clef d'une couche d'à peu près une ligne d'épaisseur : il en a vu qui formoit masse & ressembloit à du soufre fondu*, p. 24. Ce soufre *à l'analyse étoit entiérement le même que le soufre minéral*, p. 25.

Voilà une singuliere découverte ! en effet, vous êtes convenu de la présence des alkalis dans la matiere des fosses. Or, les alkalis, même volatils, ont selon la loi des affinités une tendance avec le soufre qu'ils convertissent en foie de soufre. Vous avez donc surpris la nature & l'art en défaut, puisque vous avez trouvé du soufre minéral intact, quoique submergé dans les alkalis. Il vous est réservé, Monsieur, de voir des choses extraordinaires. C'est donc ce qui donna lieu aux recherches que firent les Commissaires de l'Académie, en 1778. Ouvrons leur rapport, ceci mérite la plus grande attention. J'y trouve, p. 88.

On ramassa des efflorescences qui s'étoient formées à la clef de la voûte, ces efflorescences n'étoient point sulfureuses, *elles paroissoient plutôt être* terreuses ; *on les mit sur une pelle rouge, & elles répandirent une* odeur animale (*a*).

Animale! ce n'étoit donc pas du soufre, & de fait ce rapport prouve que ces Messieurs, n'en ont pas trouvé dans aucune fosse. Mes Commissaires en ont cherché, mais ils n'ont pas été plus heureux. Peut-être ce soufre étoit-il confondu dans les gadoues, car *M. Cadet*, dit encore qu'il a vu du *soufre qui reposoit sur la matiere, qui est devenu pur par des lotions réitérées*, p. 24. Du soufre mêlé avec la matiere alkaline qui n'a pu devenir foie de soufre! ceci est encore plus merveilleux. Mais comment reconnoître s'il y a réellement du soufre dans cette matiere? Cela est fort aisé, en suivant le procédé indiqué par l'Académie, par *Meyer* & par *MM. Crans, Herman, Pott, Bécler, Macquer, Spielmann & Baumé*. Le voici, c'est de mêler de la chaux vive avec du soufre; celui-ci se combine avec cet alkali caustique, alors il devient un foie de souffre terreux, & répand une odeur d'œufs pourris.

An.1720 Dict. de Chym. t. 1, p. 367. Inst. de Chym. t. 1, p. 276. Chym. exp. p. 247.

Il s'agit de savoir qui a fait cette expérience sur la matiere des fosses? Les Commissaires de l'Académie, en 1778, en présence de *M. Cadet*.

Ces Messieurs, *firent remplir à moitié une tinette de vanne, dans laquelle on jeta environ demi-boisseau de chaux en poudre, l'odeur s'est trouvée considérablement*

(*a*) *Kunckel* a très-grande raison de dire que toutes les substances que l'on regarde comme sulfureuses, & que l'on veut faire passer pour telles, finissent par se montrer *sous une forme terreuse*. Traité du soufre de *Stahl*, p. 170. Voilà une prédiction de *Kunckel* accomplie.

diminuée ; *ne voulant pas*, difent-ils, *nous en rapporter à nos propres fenfations*, *nous confultâmes* des gens du peuple, *qui s'étoient raffemblés*, *ils nous afſurerent que l'odeur n'étoit plus fi défagréable*, *ibid.* p. 91.

Voilà donc trois preuves qu'il n'exifte pas de foufre dans la matiere des foffes. Les alkalis n'ont pu le convertir en foie de foufre. Les efflorefcences n'ont été que terreufes ; elles ont produit une odeur animale. Enfin, la chaux bien-loin de développer l'odeur d'œufs pourris, a diminué l'odeur. Où eft donc, Monfieur, le foufre que vous dites exifter dans les latrines ? En fuppofant que vous y en ayez trouvé, cela ne prouve pas à beaucoup près que les gadoues produifent du foufre. On a trouvé dans les foffes à Lyon de l'or monnoyé, peut-on conclure de là que nos entrailles font des mines d'or, ou une fabrique de monnoie ? Le prétendu foufre des foffes rappelle la dent d'or fur laquelle on a fait de fi favantes differtations ; malheureufement elles fe font évanouies avec la feuille qui couvroit cette dent naturelle. C'eft ainfi qu'une fuppofition conduit à l'erreur ; auffi la découverte de *M. Cadet*, a donné lieu au fyftême du foie de foufre des foffes. Ceux qui examinoient la feuille d'or qui couvroit la dent, difoient, c'eft de l'or ; donc la dent eft d'or. On a raifonné ici de même, on a dit, *M. Cadet* a trouvé du foufre dans les foffes ; les matieres excrémentielles contiennent des alkalis, donc, à-t-on dit, il y a du foie de foufre. Il faut prouver actuellement qu'il n'y en exifte pas : il eft temps de diffiper cette illufion qui regne depuis 1778. Ce qu'il y a de très-remarquable, c'eft qu'à cette époque, *M. Cadet*, n'a pas dit un feul mot du foie de foufre des latrines ; tandis qu'aujourd'hui il ſoutient qu'il y en a, & il avance tout ceci ſans donner de preuves. Je préfere de marcher toujours à l'aide de l'expérience.

M. Gardane, ne dit pas un ſeul mot de l'exiſtence du foie de ſoufre dans les foſſes; cependant il a fait la deſcription des matieres qu'elles renferment, en 1781. Catéch. ſur les aſph., p. 45, 1781.

M. Lavoiſier, d'après le Journal de Phyſique, Novembre 1782, a vérifié les acides ſur la matiere des foſſes, il n'y eſt pas dit un mot du foie de ſoufre décompoſé, pas même ſur ſon exiſtence dans les latrines; c'eſt d'autant plus étonnant, que *M. Lavoiſier* eſt le premier qui a mis au jour le ſyſtême du foie de ſoufre des foſſes, en 1778.

Je n'ai pas été le ſeul qui a cru ſur ſa parole à l'exiſtence de ce prétendu foie de ſoufre, tant il eſt vrai que l'erreur eſt contagieuſe & capable de nous égarer. Mais, comme la lumiere ſort du choc des diverſes opinions; les conteſtations qu'on m'a élevées m'ont forcé à procéder à différentes expériences pour connoître la vérité, deſquelles il réſulte qu'il n'exiſte pas dans la matiere des foſſes du foie de ſoufre. Je n'ai pas borné là mes recherches, j'ai lu attentivement les Auteurs qui jouiſſent de la plus grande réputation, j'y ai trouvé de nouvelles preuves de la non-exiſtence de ce foie de ſoufre: enfin, l'ouvrage, qui, le premier a annoncé cette hypotheſe contient des preuves convainquantes du contraire. Le détail, ſur mes expériences vient à l'appui de toutes ces autorités, auxquelles on ne peut rien oppoſer de ſolide. C'eſt donc par elles que je vais combattre votre aſſertion; me réſervant de vous oppoſer encore mes expériences s'il en eſt beſoin.

Vous êtes convenu que les latrines contiennent de l'alkali volatil, & vous soutenez *que les fosses d'aisance recelent plus ou moins de foie de soufre. M. Baumé*, dit
Chym. t. 2, p. 129. qu'on ne connoît pas ce mêlange. Cela est précis, peut-être ce foie de soufre se trouve avec le sel ammoniacal?
Ibid. p. 128. Cet habile Chymiste répond qu'on ne connoît pas ce mêlange. Que répondrez-vous?

On savoit encore, dites-vous, *qu'en versant un acide quelconque, sur le foie de soufre, l'odeur d'œufs pourris se dégageoit avec plus de force, & portoit le même caractere que celle des fosses, tant par l'odeur que par les effets; il y avoit donc lieu de présumer*, ajoutez-vous, *que ce que l'on faisoit en petit dans les laboratoires seroit encore plus remarquable dans les fosses, & que si une opération limitée pouvoit produire des accidents, celles qui se répétoient en grand dans des dépôts d'infection en auroient de plus terribles. Ibid.* pag. 296.

Je vous ai déja prouvé le contraire par le *détail.* Mais, comme vous avez insisté sur ce foie de soufre & sur sa décomposition par le vinaigre, il faut accepter votre défi. Les acides seront donc la pierre de touche qui nous fera connoître s'il existe ou s'il n'existe point de foie de soufre dans les latrines, je me soumets à cette décision. A qui nous adresserons-nous? Aux Commissaires de *M. Cadet*; ouvrons le rapport de 1778, j'y trouve une expérience qui tranche le nœud de la difficulté.

Nous fîmes mettre de la vanne, disent ces Messieurs, *dans une tinette dont les deux tiers restoient vuides, nous versâmes dans cette tinette de* l'esprit de vitriol, pag. 93.

Voici l'inſtant où vous allez être ſatisfait ; car un violent acide aura ſûrement décompoſé le foie de ſoufre qui ſe ſera manifeſté, pour me ſervir de vos expreſſions, par une *odeur déteſtable*, *redoutable*, *par le méphitiſme le moins équivoque*, *un air hépatique*, *une puanteur horrible.* Hélas ! non. *M. Cadet*, qui étoit préſent n'ignore pas que ſes Commiſſaires ont fait imprimer :

Nous avons trouvé, aſſurent-ils, *une diminution dans* l'odeur qui étoit changée de nature, au dire même du peuple aſſemblé, que ces Meſſieurs conſulterent pour la ſeconde fois, *ibid.*

Je ne puis vous oppoſer une expérience plus déciſive que celle-là ; & quoiqu'elle vous fût connue, cela ne vous a pas empêché d'affirmer, *que ce qui ſe paſſoit en petit*, *dans les laboratoires lorſqu'on décompoſe le foie de ſoufre par un acide quelconque*, *ſeroit encore* plus remarquable ſur la matiere des foſſes, *& que ſi une opération limitée pouvoit produire des accidents*, *celles qui ſe répétoient en grand dans des dépôts d'infection* en auroient de plus terribles.

Où ſont donc ces accidents terribles ? Quoi ! l'eſprit de vitriol n'a pu décompoſer le prétendu foie de ſoufre des latrines, au contraire il diminua l'odeur infecte des gadoues au dire même du peuple aſſemblé, qu'on conſulta ſur cette queſtion de fait. L'eſprit corroſif du vitriol n'a pu cauſer des accidents terribles, & vous prétendez que le foible acide du vinaigre produira cet effet. Vous avez donc oublié la différence qu'il y a entre l'acidité du vinaigre & celle du vitriol ? *Boerrhaave* a reconnu, que le plus fort vinaigre n'a que dix-huit grains d'acide par once, tandis que l'huile de vitriol contient quatre

Elém. de Chym. t. 5, p. 365. drachmes, soixante-cinq grains d'acide par once. Quelle différence ! & vous attribuez au foible ce que n'a pu produire sous vos yeux le très-fort & le très-violent acide vitriolique; cependant vous affirmez qu'un acide quelconque versé sur la matiere des fosses doit produire des effets terribles ; vous l'affirmez, après avoir été témoin que l'esprit de vitriol a diminué l'odeur des gadoues au dire même du peuple ! & vous l'affirmez malgré qu'il ne soit rien arrivé de fâcheux aux vuidangeurs pendant vos deux expériences faites avec le vinaigre. Conciliez cette foule de contradictions.

Mais, direz-vous, *MM. Fougeroux & Hallé, ayant fait agiter la matiere dans la fosse* de l'Hôtel de la Grenade, *il s'en est dégagé une odeur de foie de soufre*, p. 14, du *détail*. Que conclurez-vous de là ? Vous voyez bien que ces Messieurs n'ont pas dit, que le foie de soufre fut décomposé. Cela est si vrai, qu'ils disent, cependant des oiseaux en ont été retirés bien portants après y être restés cinq minutes. *Ibid.* Si le foie de soufre avoit été décomposé, les oiseaux y seroient morts : bien loin de là ils ont été retirés bien portants. Si cette preuve ne vous suffit pas, écoutez encore mes Commissaires : *lorsque la vingt-septieme tinette fut remplie*, p. 17, *on descendit une heure après un cochon d'inde ; au bout de cinq minutes il fut retiré* bien portant, pag. 21. Cependant *MM. Stahl, Cartheuser, Lavoisier, Macquer, Baumé* & autres savants Chymistes assurent ainsi que vous, que la vapeur du foie de soufre lorsqu'on le décompose par un acide fait périr les hommes & les animaux. Cela est si vrai, que *M. Baumé* s'y est trouvé mal. L'un des Commissaires de *M. Cadet*, en a failli perdre la vie, & ces deux

Chym. Exp. t. 1, p. 399.

Rapp. de 1778, p. 98.

événements ont eu lieu dans leurs laboratoires. Il est évident que si le foie de soufre eût existé dans les fosses, le vinaigre en le décomposant auroit fait périr non-seulement tous les ouvriers; mais mes Commissaires & moi, & sur-tout des oiseaux & un cochon d'inde, ont été retirés bien portants d'une fosse qui contient des matieres cadavéreuses, & où l'on a employé *vingt pintes de vinaigre en projection ou en évaporation*, p. 22. *Suivons maintenant votre argument.*

Si, dites-vous, *une opération limitée dans les laboratoires, peut produire des accidents* même en se précautionnant, *comment celles qui sont répétées en grand dans des dépôts d'infection n'en ont-elles pas produit de plus terribles ?*

Expliquez nous donc pourquoi, *rien de ce que vous avez annoncé n'a eu lieu* ? Afin de vous en convaincre de plus en plus, lisons encore le *détail.* Mes Commissaires disent :

A la fosse du quai Pelletier ils y ont descendu plusieurs fois une bougie, dont la lumiere n'a pas souffert la moindre altération, p. 4. *Dix-huit pintes de vinaigre y ont été employées*, p. 5. A la fosse de l'hôtel de la Grenade, *ils se sont proposé d'y introduire, à différents temps, pendant le travail, une bougie & des animaux, moyens les plus connus jusqu'ici pour constater l'état des gaz dangereux*, p. 11. *Ils constaterent par les moyens ci-dessus employés l'état de l'air de la fosse, qui ne leur parut pas avoir changé*, p. 14. *La vingtieme tinette étant enlevée peu d'instants après on jeta dans la fosse du papier allumé qui a bien brûlé*, p. 16. *Après la vingt-septieme tinette ils ont introduit jusqu'à la matiere une bougie allumée* qui a très-bien brûlé, p. 21.

Voilà un bon nombre d'épreuves faites pour connoître graduellement les effets du vinaigre, & cela dans l'espace de plus de quatre heures, & cela, sans la moindre variation dans l'état de l'air de ces deux fosses. Maintenant écoutons *M. Baumé :*

En précipitant, dit-il, *à la fois cent livres de foie de soufre, par un acide*, il étoit impossible de tenir une bougie allumée dans le voisinage, où il faisoit cette opération ; quoique le lieu fût fort grand & fort aéré ; *ibid.* p. 400.

Comparez un lieu fort grand & fort aéré à une fosse où l'air se renouvelle difficilement. Comparez une bougie dont la flamme ne peut résister à l'action de la vapeur du foie de soufre, à du papier & une bougie qui brûlent très-bien sur la matiere d'une fosse qu'on a pénétrée de vinaigre.

Comparez votre exposé à celui de mes Commissaires ; & quoique le détail vous fût connu depuis plus de deux mois, vous n'avez pas moins soutenu que *les acides versés dans les fosses devoient produire des accidents plus terribles que dans les laboratoires.* Il faut que des oiseaux, un cochon d'inde, du papier & des bougies allumés, viennent déposer contre votre assertion & l'anéantir. Il faut que votre existence, celle de vos assistans & de vos ouvriers, déposent contre vous. Il faut, que sans cesse en contradiction avec vous-même vous niiez d'un côté ce que vous avez affirmé de l'autre. *Le foie de soufre*, dites-vous, *a été décomposé par le vinaigre*, & cela n'a pas empêché de mettre feu à l'air inflammable *avec du papier allumé.* Enfin, vous avez vu constater en 1778, par l'acide vitriolique que les fosses ne con-

tiennent

tiennent pas de foie de souffre, & vous avez fait imprimer le contraire !

Un Chymiste ne peut ignorer que les animaux perdent la vie plus promptement que l'homme dans un air suspect, & cela en raison de la délicatesse de leurs organes. La Société de Médecine l'a prouvé, ainsi que le célebre *Haguenot*, par un nombre d'expériences, desquelles il résulte que les oiseaux y vivent beaucoup moins long-temps que les quadrupedes & ainsi progressivement. Vous l'avez expérimenté sur des oiseaux & un chat. Vous ne pouvez ignorer qu'une bougie allumée s'y éteint, tandis qu'un homme peut y rester encore un instant. *M. Baumé* a fait à ce sujet plusieurs observations, l'événement des caves de la rue de la lingerie en fournit une nouvelle preuve, les lumieres ne purent y résister, tandis que deux Tonnelliers n'y furent qu'incommodés d'après votre aveu & celui de *M. Gardane*; enfin, vous ne pouvez ignorer que la Société de Médecine a publié dans son rapport de 1781, que *lorsqu'une bougie brûle, jusques dans le fond d'une excavation, on peut y descendre sans courir aucun danger.* L'air de la fosse de l'hôtel de la Grenade n'étoit donc pas dangereux, les nombreuses expériences qu'on y a fait, toujours avec un égal succès le démontrent invinciblement. On ne peut donc pas attribuer à la moffete qui n'y existoit pas un accident qui lui est diamétralement opposé, par conséquent étranger. Supposons un homme au bord d'un étang ou au bord d'une cuve pleine d'eau rose, s'il y tomboit il s'y noyeroit. Eh bien ! un malheureux qui tombe dans un cloaque plein de liquide peut-il échapper à la submersion? Un homme en marchant fait un faux pas, tombe,

Chymi Exp. t. 3, p. 361 & 363.

& se casse la tête sur le pavé, osera-t-on soutenir, qu'une moffete a été la cause de sa mort? Le premier devoir de l'homme est d'être juste. Tout milite à prouver que le vinaigre a vaincu le méphitisme de cette fosse, & vous soutenez qu'il y avoit du méphitisme. Si j'exposois ici toutes les preuves que j'ai du contraire cela feroit une trop longue digression, je les réserve pour une autre Lettre. Revenons au prétendu foie de soufre des fosses. S'il avoit été décomposé, mes Commissaires auroient-ils fait imprimer.

Ce n'étoit qu'en approchant de la fosse qu'on sentoit une odeur distincte du foie de soufre : car dans la cave il y avoit une odeur mixte dans laquelle dominoit, *celle du vinaigre en évaporation*, p. 16.

S'il falloit approcher de la fosse pour sentir l'odeur du prétendu foie de soufre, & cela pendant la vuidange d'une fosse qui contient des matieres cadavéreuses; vous conviendrez que cette odeur devoit être bien foible, en effet, elle l'étoit à tel point que l'odeur du vinaigre dominoit, preuve certaine que le foie de souffre n'étoit pas décomposé. Mais ne sachant comment nuire au vinaigre, vous avez prétendu qu'il produisoit cet effet. Il faut vous démontrer de plus en plus le faux de cette supposition. Pour cela il nous reste à savoir ce que mes Commissaires ont entendu, par cette odeur de foie de souffre. Adressons nous à *MM. Fougeroux* & *Lavoisier*, voyons leur rapport de 1778, on y lit:

Le foie de souffre en supposant qu'il soit le principe & la cause, (en supposant! il n'y a donc pas de foie de soufre dans les fosses, & de fait il n'y en a pas,) *n'agit que lorsqu'il est décomposé, car l'on sait qu'il n'a presque aucune odeur dans sa combinaison intime*, p. 102.

Fort bien ! nous avions besoin de cette explication pour nous entendre. Il suit de là que la fosse de l'hôtel de Grenade, quoique contenant des cadavres & adossée au cimetiere St. Severin, *n'avoit presqu'aucune odeur.* Graces au vinaigre. Vous ne pouvez le révoquer en doute, puisque c'est le prononcé de deux de mes Commissaires. Consultons les encore pour savoir si c'est l'odeur naturelle qui s'exhale des latrines.

Il y avoit, disent-ils, en 1778, *une fosse rue de Joui qui rendoit une odeur de foie de soufre insupportable*, page 63. --- Une odeur insupportable ! voilà déja une grande différence. Ces Messieurs disent encore, à une autre fosse *nous y remarquâmes* une odeur très-forte de foie de soufre décomposé, *de la chaux en morceaux n'y fit aucun effet*, l'odeur du foie de souffre continuoit toujours, p. 86. L'odeur du foie de soufre décomposé *qui se fait à l'ouverture des fosses*, p. 100. Rapp. de 1778.

Ce qu'il y a de très-remarquable, c'est que l'*odeur du foie du soufre décomposé* se faisoit sentir lors des expériences de *M. Cadet*, en 1778, au rapport de *MM. Fougeroux* & *Lavoisier*, tandis que ces Messieurs, affirment que pendant mes expériences *il falloit approcher de la fosse, pour sentir l'odeur distincte du foie de soufre* qui n'a presqu'aucune odeur dans sa combinaison intime. Tout ceci est bien singulier, le foie de soufre étoit décomposé, en 1778, sans l'invention du vinaigre, tandis que cet acide met le prétendu foie de soufre dans un état de combinaison intime, c'est-à-dire, sans presqu'aucune odeur. Si quelqu'un doute encore de cette vertu du vinaigre, qu'il lise mon *antiméphitique*, son supplément & le *détail*, & qu'il compare ce dernier au rapport de 1778, il connoîtra la vérité. Eh bien, Monsieur! voilà de bonnes autorités qui prouvent que le vinaigre ne décompose pas le prétendu foie de souffre des latrines: comment avez-vous donc fait pour produire un résultat contraire? Cette question vous embarrasse, & de fait elle est embarrassante. Croiriez-vous que je n'ai pas suffisamment prouvé la non-existence du foie de soufre dans les latrines? Dans ce cas il faut vous donner ample satisfaction.

Inst. de Chym. t. 1, p. 275. Vous avez fait imprimer en 1770, que *le grand dissolvant de l'or, est le foie de soufre.*

Dict. de Chym. t. 3, p. 46. *MM. Macquer, Stahl, Baumé, Spielmann, Cramer, Pott, Defourcroy* & l'*Académie* sont de ce sentiment. Pourquoi donc l'or monnoyé qu'on a trouvé dans des fosses à Lyon n'a pas souffert la moindre altération? Pourquoi *les assiettes de vermeil, trouvées dans la fosse d'aisance du château de Compiegne, les parties de ces assiettes, qui étoient bien dorées, n'avoient subi aucun changement*, au témoignage de l'Académie? Il est certain que si les fosses eussent contenu la plus petite quantité de foie de soufre, la légere couche de la dorure auroit été bientôt dissoute: le contraire est arrivé; donc il n'y a point de foie de soufre dans les latrines. Voilà des fortes preuves qui confirment les expériences précédentes, & démontrent sans replique que les fosses d'aisance ne contiennent point de cette drogue. Vous resteroit-il encore le moindre doute? lisons le rapport de 1778.

Hist. de l'Acad. 1764.

Pour terminer ce rapport, disent vos Commissaires, nous hasarderons, *d'après les faits, une théorie qui nous a paru au moins* vraisemblable, p. 92. *Le foie de soufre* en supposant *qu'il soit le principe & la cause*, p. 102. *Pour entendre*, ajoutent-ils, *la théorie que nous allons* hasarder, p. 96.

Il eſt évident que ces Meſſieurs n'ont donné en 1778 que comme une hypotheſe, un ſyſtême *haſardé*, le foie de ſoufre des latrines. Auſſi ils ne ceſſent de répéter qu'ils *ſuppoſent*, qu'ils *haſardent* comme *vraiſemblable* l'exiſtence de cette drogue dans les foſſes. Or ce qui eſt *ſuppoſé* n'eſt pas démontré. En effet, les aſſiettes de vermeil qui ont ſéjourné dans la foſſe de Compiegne, ſont des faits irréſiſtibles qui doivent prévaloir ſur une opinion dénuée de la moindre adminicule de preuve, & c'eſt par des faits que je veux encore vous convaincre qu'il n'exiſte pas du foie de ſoufre dans les latrines.

Vous avez analyſé la bile en 1767 & 69. Eh bien, vous n'y avez pas trouvé le moindre indice de foie de ſoufre. *Les matieres parvenues à une pleine putréfaction, on n'en retire*, dit M. Macquer, que de l'alkali volatil, de l'huile fétide d'une odeur très-pénétrante, *& un réſidu charbonneux, difficile à réduire en cendres. M. Spielmann* a vérifié ce fait par un nombre d'expériences. Vous ne l'ignorez pas, car vous les avez traduites. Maintenant conſultons le célebre *Homberg*, le ſeul Chymiſte de l'Académie qui ait analyſé la matiere fécale fraîche. Son mémoire ſe trouve, an 1711 : voici ſon réſultat :

Mém. de l'Ac.

Dict. de Chym. t. 3, p. 283.

Inſt. de Chym. t. 1, p. 472. & *ſuiv.*

Mém. de l'Ac.

Dix ou douze onces de matiere fécale, deſſéchée au Bain-Marie, s'eſt réduite à une once ou ſix gros : elle ne perd dans cette opération que ſa liqueur aqueuſe ſeulement ; de ſorte que les autres principes qui la compoſent, ſavoir, le ſel, la terre & l'huile, *ne ſont enſemble qu'environ un huitieme, le ſel & la terre égalent environ la portion huileuſe.*

Barchuſen a auſſi analyſé la matiere fécale humaine & celle de différents animaux. Quant à l'urine, beaucoup

Voy. ſes *elementa Chymiæ.*

plus abondante dans les latrines que la matiere ſtercorale, liſez le Traité de *Rega* de *Urinis*, les Expériences de *M. Rouelle*, & les Obſervations de *M. Hallé*, vous y verrez qu'ils n'y ont pas trouvé du foie de ſoufre. Enfin, voyons l'article Excrément & Urine du Dictionnaire de *M. Macquer*, il n'y a pas dit un mot du foie de ſouffre. Liſons donc l'article Soufre :

Journ. de Méd. Novem. 1773, & Avril 1777. Mém. de la Soc. de Méd. t. 3. p. 469

Il n'eſt point, dit-il, *de nom qu'on ait autant employé que celui de ſoufre dans la Chymie, & en même tems dont on ait ſi fort* abuſé. *Les anciens Chymiſtes n'en avoient pas d'autres pour déſigner toutes les ſubſtances inflammables & combuſtibles de quelque nature différente qu'elles fuſſent d'ailleurs. Le ſoufre*, ſelon eux, *étoit un des principes du corps Ils ne parloient que des ſoufres des métaux, des ſoufres des plantes, des ſoufres des animaux ; les huiles, les eſprits ardents, les réſines, les bitumes étoient des ſoufres : ils trouvoient* du ſoufre par-tout ; *même encore à préſent les Alchymiſtes, & ceux qui, comme eux, n'ont que des idées confuſes de la Chymie, & ne l'ont lue que dans des vieux livres, ont la tête remplie & embrouillée de tous ces ſoufres, dont ils parlent ſans ceſſe, avec d'autant plus d'emphaſe, qu'ils entendent moins la matiere.*

Dict. de Chym. t. 2. p. 471.

Voilà donc le foie de ſoufre des foſſes anéanti. Vous voyez, Monſieur, qu'il m'a été fort aiſé de juſtifier pleinement & entiérement le vinaigre ſur vos trois chefs d'accuſation. Vous l'avez accuſé 1°. d'augmenter l'infection. Je vous ai prouvé, par de bonnes autorités, par des faits nombreux, enfin par vos propres écrits, que la cauſe immédiate du méphitiſme & de la puanteur n'a lieu que par le développement de l'alkali-volatil ; & comme vous avez fait imprimer que le vinaigre a la puiſſance de neutraliſer ce ſel volatil, il ſuit de là que cet acide remédie à la puanteur & au méphitiſme. *Sublatâ causâ, tollitur effectus.* 2°. Vous avez accuſé cet acide de développer une énorme maſſe d'air inflammable. Je vous ai démontré que ce gaz fait la majeure partie de l'alkali-volatil. La loi des affinités prouve qu'on ne peut les neutraliſer que par les acides, vous en êtes convenu : donc le vinaigre ne peut pas développer l'air inflammable. 3°. Enfin, vous l'avez accuſé de décompoſer le foie de ſoufre des latrines. Je viens de vous prouver qu'il n'y en exiſte point; conſéquemment cet acide ne peut le décompoſer. Il eſt manifeſte que vous n'étiez point fondé à attaquer ma découverte. *M. Lavoiſier* étoit auſſi peu fondé que vous, lorſqu'il a prétendu que le vinaigre développe dans les foſſes *un gaz acide méphitique*, puiſque ſes quatorze expériences, & les conſéquences qu'il en a déduites, ont anéanti ce paradoxe, & ont démontré, par de funeſtes événements, que les alkali-cauſtiques donnent plus d'énergie à la vapeur méphitique.

Avant de finir cette lettre, permettez moi, Monſieur, de vous faire une queſtion. Vous étiez préſent lorſque les Commiſſaires de l'Académie conſulterent, en 1778, le peuple, aſſemblé pour juger de la différence de l'odeur de la vuidange avant & après y avoir verſé de la chaux en poudre & de l'eſprit de vitriol, p. 91 & 93 du rapp. L'Académie a donc reconnu, à cette époque, la compétence de tous les nez pour décider cette queſtion de fait. Cette compétence de tous les nez n'eſt pas équivoque, puiſque vous avez cité pour témoins *les fripiers & le peuple de la Halle*. C'eſt à merveille. Il eſt évident qu'il n'eſt pas beſoin d'être Chymiſte, ni d'avoir un nez chymiſte pour ſentir ſi l'odeur eſt puante ou ſi elle ne l'eſt pas. Il n'eſt donc pas beſoin d'être Chymiſte pour reconnoître ſi le vinaigre remédie à l'infection. Pourquoi donc a-t-on ſoutenu qu'il falloit avoir un nez chymiſte pour diſtinguer l'odeur du méphitiſme? Pourquoi cette diſtinction, tandis que le rapport de l'Académie de 1778 & la critique dont vous m'avez honoré, prouvent le contraire? Cela ne vous a pas empêché de récuſer des Commiſſaires, choiſis dans les rangs ſupérieurs de l'état. Voici vos propres expreſſions:

Le vinaigre neutraliſe l'alkali-volatil des latrines: c'eſt ſans doute ce qui en a impoſé aux témoins reſpectables, cités par M. Janin, leſquels ne diſtinguant pas.... *s'en ſont un peu trop rapportés aux promeſſes faſtueuſes de cet Oculiſte.* Ibid. pag. 295.

C'eſt ainſi, Monſieur, que vous voudriez anéantir des témoignages dont le poids vous accable. Cette entrepriſe étoit bien à ſa place, aſſurément dans votre écrit, où tous les principes ſont méconnus. Mais je viens de déchirer le voile qui cachoit la vérité, & mettre en évidence les principes phyſiques & chymiques que vous avez voulu obſcurcir. Je vous laiſſe le temps de les examiner.

En attendant, j'ai l'honneur d'être

JANIN,

Auteur de l'Antiméphitique.

Lyon, 10 Novembre 1783.

www.ingramcontent.com/pod-product-compliance
Ingram Content Group UK Ltd.
Pitfield, Milton Keynes, MK11 3LW, UK
UKHW022151260726
13993UKWH00005B/2308